à Mr. Caron chirurgien en
de l'hospice cochin
de la part de l'auteur
[illegible]

ESSAI

SUR

LES EAUX DE BAINS.

ESSAI

SUR

LES ÉAUX DE BAINS,

PAR J.-B. THIRIAT,

Docteur en Médecine, Inspecteur-adjoint desdites Eaux, Associé - Correspondant de la Société Médicale d'Émulation de Paris, etc.

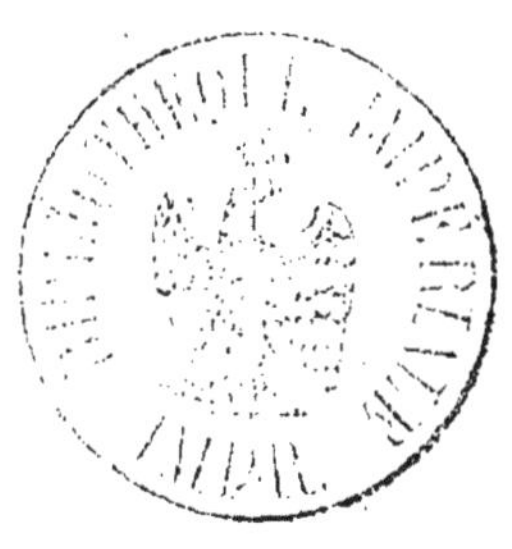

A PARIS,

Chez CROCHARD, Libraire, rue de l'École de Médecine, N°. 3.

M. DCCC. VIII.

AVANT-PROPOS.

Les principes de la médecine sont le résultat de l'observation; elle se divise donc en deux parties: 1°. Observation des phénomènes de l'organisme; 2°. Action basée sur les principes que cette observation consacre. L'inquiétude de l'esprit humain n'a pas toujours permis à la première, dans sa marche lente, de donner des lois à la seconde; celle-ci, accompagnée de l'imagination, a souvent pris l'initiative et fondé des systèmes que la première a désavoués en arrivant: ce sont ces systèmes qui ont formé le langage médical; et si de l'exactitude des idées dépend celle du langage, on sera obligé d'avouer que celui de la médecine n'est rien moins qu'exact. Cette assertion est établie chaque jour par nos plus illustres médecins, et par les efforts qu'ils font pour le perfectionner. Plusieurs d'entre eux, et surtout le sage Pinel, guidés par cet esprit philosophique qui les distingue, en ont déjà retranché une grande quantité de mots erronés, pour y en substituer de plus vrais et de plus conformes à l'observation : sous l'égide de ces grands maîtres, un médecin ordinaire peut bien hasarder quelques idées ; il n'a pas à craindre que ses erreurs deviennent nuisibles ; ils sont là pour le corriger : c'est sous leurs auspices que je livre cet opuscule au Public.

Voué par inclination et par le choix de l'autorité, à la médecine des eaux minérales, je me suis proposé de donner un Journal de celles de Bains, dont je suis Inspecteur - adjoint. C'est pour lier mes observations dans un cadre facile à saisir, que j'ai cru devoir indiquer les principes qui serviront de base à ma conduite, ainsi que les moyens curatifs que présente l'établissement. Le baignant n'y trouvera que des règles générales ; c'est aux médecins qui le dirigent, à en faire l'application aux cas particuliers.

Division de l'Ouvrage.

I. Bains et ses environs.
II. Eaux thermales et Bains.
III. Historique de ces eaux.
IV. Leur analise.
V. Présomptions sur la cause de leur chaleur.
VI. Propriétés médicales des eaux thermales en général, et de celles de Bains en particulier.
VII. Manière de les prendre.
VIII. Moyens médicaux accessoires à leur usage.
IX. Hygiène du Baignant.

ESSAI

ESSAI

SUR

LES EAUX DE BAINS.

CHAPITRE PREMIER.

Bains et ses environs.

Le bourg de Bains, dans le département des Vosges, ainsi nommé sans doute à cause de ses eaux thermales, est situé dans un beau vallon dirigé de l'est à l'ouest, et sur *le Baignerot*, petit ruisseau qui le traverse dans la même direction : il est chef-lieu de canton et contient environ 2000 habitans. Trois grandes routes y aboutissent : celle d'Epinal, distant de 5 lieues nord ; de Mirecourt, de 7 lieues nord-ouest ; et de Luxeuil, de 5 lieues sud. Ses environs offrent des promenades champêtres agréables et peu fatigantes, des bois où l'on peut se réfugier contre la chaleur du jour. A une demi-lieue ouest est une manufacture de fer-blanc très-intéressante ; l'aménité de ses propriétaires et de tous ceux qui les environnent, la beauté de l'établissement même en font un but de promenade pour tous les baignans : c'est le Cosné qui en fait mouvoir tous les rouages ; il coule dans un vallon étroit couronné de bois, qui présentent aux curieux la plus fraîche et la plus délicieuse solitude.

L'agriculture est la principale occupation des habitans de Bains. Le sol exige d'eux beaucoup de travail pour obtenir des récoltes ; cependant ils ne négligent pas ce qui est relatif aux eaux. Plusieurs maisons y sont montées sur le ton des meilleures auberges ; l'assiduité , la complaisance des maîtres, le zèle et l'activité des domestiques ne laissent rien à désirer. C'est dans les environs de Bains , et surtout à Fontenoy , que l'on fait une grande quantité de kirsch-wasser.

CHAPITRE II.

Eaux thermales et Bains.

On a recueilli sept sources d'eau thermale pour alimenter les bains : trois sont au milieu du bourg , bien encaissées et renfermées dans un bâtiment assez vaste, dit *le Bain Vieux ;* trois autres sont à son extrémité orientale, renfermées aussi dans le bâtiment appelé *le Bain Neuf;* la septième se trouve à gauche du *Baignerot* et à droite de la principale rue qui traverse Bains du nord au midi ; elle est renfermée dans un petit pavillon , et s'appelle la

Fontaine des Vaches (1). Toutes ces sources, excepté la dernière, fournissent leurs eaux à quatre grands bassins de température différente, et à tous les autres établissemens, tels que douches, étuves, etc. L'un des bassins du Bain Vieux est destiné aux usages domestiques des habitans ; sa température est de 32 à 34 degrés ; elle est trop élevée pour le plus grand nombre des baignans : le second en est séparé par une cloison, qui a le double avantage d'y restreindre l'impression trop vive de l'air extérieur, et de protéger la tranquillité du baignant contre la fréquentation quelquefois un peu trop bruyante du premier ; sa température est de 28 à 30 degrés (2) : il peut contenir commodément de 25 à 30 baignans ; il est environné de cabinets de toilette propres et bien éclairés, de quatre cabinets de douche et de deux d'étuves. A la partie nord sont deux grands cabinets pour des baignoires : cet état de choses n'existe que

---

(1) Il y a aussi à Vichy une Fontaine des Vaches, que ces animaux recherchent avec avidité et dont ils préfèrent l'eau à toute autre ; c'est le même motif qui a fait nommer ainsi celle de Bains.

(2) Cette grande différence de température vient de la manière dont on laisse couler l'eau dans ces bassins ; le premier reçoit immédiatement la grosse source, dont la chaleur ordinaire est de 40 à 42 degrés, comme il sera dit plus loin ; le second reçoit le robinet de fer, dont la température est à 33 degrés.

depuis cette année ; il est dû au zèle éclairé des propriétaires.

Le Bain Neuf a aussi deux bassins, l'un de 24 à 26 degrés de température, l'autre de 26 à 28 ; ils peuvent également contenir 25 à 30 personnes. La salle, très-vaste et bien éclairée, a autour des bassins des trottoirs assez larges pour trois places de baignoires sans gêner les communications. A l'ouest sont les cabinets de douche, au sud et à l'est des cabinets de toilette. Deux portes sont au nord, et donnent sur un corridor qui n'a qu'une seule entrée extérieure, située entre les deux autres: cette disposition produit le même avantage que dans le second bassin du Bain Vieux.

On trouve à l'est de ce bain un beau sallon destiné à la réunion des baignans, et devant celui-ci une promenade plantée d'arbres, que les propriétaires se proposent d'embellir. C'est là et sur le Bain Vieux, qui par sa construction devient promenade, que l'on va respirer l'air frais du matin et même du soir, sans qu'on ait à redouter les fluxions auxquelles les bains disposent ; mais il faut qu'on ait soin de se bien couvrir et de faire de l'exercice.

CHAPITRE III.

Historique des eaux thermales de Bains.

En 1752, M. Baligand, ingénieur en chef des ponts et chaussées, faisant travailler à la recherche de la principale source de l'ancien bain, qui étoit déviée, fit faire une grande excavation sous le mur qui est au nord, et découvrit, à 8 pieds au-dessous du niveau naturel du terrain, une pierre de deux pieds de diamètre posée sur la source. Cette pierre étoit percée verticalement et la source sortoit par l'orifice supérieur; on continua à creuser à fond, et elle se trouva être de six pieds de hauteur. Les ouvriers l'enlevèrent pendant la nuit, quoiqu'on le leur eût défendu, et ils trouvèrent dessous environ 600 médailles romaines en moyen bronze, à l'effigie d'Auguste, d'Agrippa, et d'autres, jusqu'à Domitien : il y avoit aussi quelques petites médailes grecques; elles furent dispersées par les ouvriers. Cette découverte prouve que la source principale du Bain Vieux, appelée vulgairement *Grosse Source*, a été encaissée par les Romains à peu près sous le règne de Domitien : l'ingénieur la fit réparer telle qu'elle se trouve aujourd'hui.

En 1771, on retrouva une autre source, nommée la Romaine, qui ne paroît être qu'une branche de la première. La tradition du pays est, qu'il se trouve à côté et sous la rue un bassin ovale bien conservé, qui probablement avoit servi aux Romains et étoit alimenté par la grosse source. La puissance créatrice de ces conquérans fut remplacée, dans les Gaules, par l'anarchie dévastatrice des siècles d'ignorance. Il n'entre pas dans mon plan d'esquisser les fléaux qui signalent cette époque de l'histoire européenne ; le moindre des malheurs du peuple étoit d'être privé de secours éclairés dans ses nombreuses maladies. La renaissance des lumières au centre des grands Etats, ne fit sentir que tard son heureuse influence aux frontières. En 1631 seulement, on ferma le Bain Vieux, qui auparavant n'étoit qu'une espèce de mare où l'on se baignoit en plein air. Jacob Nonné le rétablit en 1715; en 1771, il fut bâti tel qu'il se trouve aujourd'hui, aux réparations près dont j'ai parlé plus haut.

Le Bain Neuf ou Casquin étoit négligé: les seigneurs du lieu, qui en étoient propriétaires, en firent rechercher les sources avec beaucoup de soins; en suite d'un arrêt du conseil de Stanislas, du 4 mars 1750, faisant règlement sous eux, on construisit un nouveau bain fermé, plus grand, plus décent que l'ancien. Il a été successivement embelli depuis et porté à l'état de propreté où il est aujourd'hui (1).

Depuis que ces eaux thermales sont connues, depuis surtout qu'elles ont été environnées d'établissemens propres à recevoir des baignans, elles ont été très-fréquentées par les habitans des provinces voisines et même de la capitale. Les médecins qui en ont dirigé l'usage, se sont contentés d'en appliquer les avantages aux malades qui ré-

---

(1) *Voyez* Durival, Notice sur la Lorraine, tome II, article Bains, bailliage de Remirmont.

clamoient leurs soins, sans répandre le catalogue de leurs cures par la voie de l'impression. Le nombre des baignans qui augmente chaque année, prouve leur efficacité; et un moyen curatif qu'une longue expérience rend chaque jour plus général, mérite la confiance qu'on lui accorde.

Quelques auteurs cependant en ont parlé; un des plus distingués, parce qu'il est dans cette partie juge plus compétent, est M. Morand, docteur en médecine : il reconnoît aux eaux de Bains une qualité laxative que n'ont pas celles de Plombières; il les regarde en même temps comme moins actives et par conséquent préférables dans les maladies de poitrine : elles sont, selon lui, un doux diaphorétique, un désobstruant dont l'effet est certain, mais dont l'action est peu vive. Ainsi, il donne l'avantage aux premières dans les gouttes vagues et les rhumatismes goutteux; il attribue le moindre degré d'activité de celles de Bains à leur moindre degré de chaleur et non à la nature bénigne et modérée de leurs principes; il conclut que les eaux de Bains sont supérieures à celles de Plombières. Cette courte notice est basée en partie sur celle qu'en ont donnée MM. Bagard et Liabé, médecins distingués de Nanci (1).

Le Dictionnaire minéralogique et hydrologique de la France les dit chargées de quelques principes

---

(1) *Voyez* Journal de Médecine, février 1757, page 114

salins et d'un principe éthéré volatil qui se dissipe par le repos et l'évaporation. L'auteur du dictionnaire regarde la source du Bain Neuf comme savonneuse, et celle des Vaches comme un peu laxative.

M. Nicolas, dans sa Dissertation chimique sur les eaux minérales de la Lorraine, a rencontré les mêmes principes que ci-dessus, en outre un peu de fluide électrique : il les différencie de celles de Plombières, en ce qu'elles contiennent moins de natrum et de principe terreux ; il refuse, à juste titre, à la fontaine des Vaches ses prétendues qualités laxatives ; il pense que ces eaux, quoique de même nature que celles de Plombières, sont cependant moins échauffantes.

Enfin M. Toussaint, inspecteur actuel, a donné, sous le titre des *Eaux de Bains*, un petit Traité indicatif de la manière de les prendre, et des propriétés médicales que la pratique lui a fait reconnoître en elles.

CHAPITRE IV.

Analise des eaux de Bains.

Dans tous les temps on a cherché à connoître les principes qui entroient dans la composition des eaux médicamenteuses ; de là ce grand nombre d'analises des eaux minérales. L'état actuel de la chimie nous promet des résultats infiniment plus sûrs que tout ce qui a été écrit précédemment sur cette matière ; il m'a donc paru convenable d'analiser celles *de Bain*, et voici le résultat du travail fait, en juin dernier, par l'illustre Vauquelin. « Je n'ai eu, dit-il, à ma disposition que des » quantités d'eau infiniment petites. Cette eau » elle-même ne contient qu'une petite quantité de » matières en dissolution. Mais je suis au moins » certain qu'aucun de ces principes ne m'a échappé, » et je crois en avoir parfaitement reconnu la » nature. »

I. *Robinet de fer au Bain Vieux.*

Trente trois degrés de Réaumur, sans couleur, sans odeur lorsqu'elle est froide, odeur légère de foie de soufre lorsqu'elle est chaude ; saveur fade et légèrement salée, pesanteur à peu près égale à celle de l'eau distillée, contenant un peu d'air atmosphérique.

Epreuve par les réactifs.

1. Mêlée avec l'oxalate d'ammoniac, elle a formé un précipité ayant toutes les propriétés de l'oxalate de chaux.

2. Avec le nitrate de baryte, un précipité présentant les caractères du sulfate de baryte.

3. Avec le nitrate de mercure, un précipité jaune ressemblant à du sulfate de mercure.

4. Avec le nitrate d'argent, un nuage blanc

qui devient violet, et qui se dépose au bout de quelques heures sous forme de flocons.

5. La noix de galle n'a produit aucun changement sur-le-champ; couleur verdâtre au bout de 24 heures.

6. Ammoniac, nul effet.

7. Eau de chaux, rien sur-le-champ; nuage blanc quelques minutes après.

8. Sulfate de fer, précipité blanc jaunâtre sur-le-champ.

Tous ces effets indiquent que cette eau contient: 1. du muriate de soude; 2. du sulfate de chaux; 3. du carbonate de chaux; 4. du sulfate de soude; 5. une petite quantité d'acide carbonique.

Evaporation de l'eau du robinet de fer.

Ire. OPÉRATION.

Un litre de cette eau évaporée à siccité, a laissé 35 centigrammes de résidu ayant une saveur légèrement salée et amère; son résidu n'attire pas l'humidité de l'air, ce qui prouve qu'il ne contient point de sels déliquescens.

IIme. OPÉRATION.

Résidu de l'eau du robinet de fer.

Le résidu dont il est parlé plus haut, traité avec six parties d'eau froide, a été réduit, par cette opération, à 16 centigrammes et demi; ce qui annonce que les parties solubles pèsent 18 centigrammes et demi.

IIIme. OPÉRATION.

La partie insoluble dans l'eau, traitée par l'acide muriatique, a produit une effervescence assez vive, mais qui n'a duré qu'un moment : la totalité de la matière n'a pas été dissoute ; il en est resté une petite quantité qui avoit l'aspect du sulfate de chaux.

Les substances dissoutes par l'acide muriatique employé ci-dessus, ne pouvant être que des carbonates de chaux et de magnésie, et les sels qui résultent de cette combinaison étant déliquescens, le mélange a été évaporé à siccité et traité ensuite par l'alcool pour les séparer du sulfate de chaux ; celui-ci bien lavé à l'alcool, pesoit 8 centièmes de gramme. Des essais ont assuré que ce résidu étoit réellement du sulfate de chaux ; une quantité suffisante d'eau l'a dissous presqu'en entier ; il n'est resté qu'un atome incommensurable de poudre blanche, qui n'a point été dissoute, et qui est probablement de la silice. La solution, mêlée avec le muriate de baryte, et avec l'oxalate d'ammoniac, a formé des précipités qui m'ont assuré que leur formation étoit due au sulfate de chaux.

IVme. OPÉRATION.

Examen de la partie soluble du résidu.

Les réactifs avoient déjà prouvé qu'elle contenoit du muriate de soude, et il y avoit lieu d'y soupçonner aussi du sulfate de soude ; pour s'en assurer d'une manière plus positive, il en a été pris une petite quantité, qu'on a divisée en trois verres ; à l'un, on a mêlé du muriate de baryte, et on a obtenu un précipité assez abondant, eu égard au peu de matière employée ; dans l'autre, on a versé quelques gouttes d'oxalate d'ammoniac, qui n'y ont fait naître qu'un nuage léger ; dans le troisième, on a mis du nitrate d'argent, et il s'est formé un précipité très-abondant.

Ces expériences ont appris, avec certitude, que la partie soluble de l'eau minérale est formée principalement de muriate de soude et de sulfate de la même base, et qu'une très-petite quantité de sulfate de chaux avoit été dissoute aussi. Ne pouvant obtenir ces deux sels séparément par la cristallisation, en opérant sur de si petites masses, ils ont été décomposés de la manière suivante : afin de connoître leurs rapports par ceux de leurs principes, on a d'abord mêlé à la solution étendue d'eau, du nitrate de baryte, et on a obtenu 20 centigrammes de sulfate de baryte ; ces 20 centigrammes en représentent environ 28 de sulfate de soude cristallisé, car 100 parties de sulfate de soude en donnent 69. Le sulfate de soude cristallisé contenant près de 60 pour 100 d'eau de cristallisation, les 28 que nous avons ici en contiennent 17, ce qui réduit la quantité de ce sel sec à 11 centigrammes par litre d'eau.

D'après cela, sur les 19 parties de matières

solubles sèches obtenues dans cette opération, il en est resté 8 pour le muriate de soude à l'état de siccité parfaite ; mais ce sel prenant pour cristalliser environ 12 parties d'eau pour 100, cela donne à peu près 9 centigrammes de ce sel cristallisé par litre.

Il résulte de ces expériences, 1°. qu'un litre d'eau du robinet de fer contient 35 centigrammes de matières en dissolution ; 2°. que ces 35 parties sont formées de sels solubles et de sels insolubles ; 3°. que les premiers sont le muriate de soude et le sulfate de soude ; 4°. que les seconds sont du carbonate et du sulfate de chaux ; 5°. que les rapports de ces sels entre eux sont dans un litre d'eau ainsi qu'il suit, savoir :

1. Sulfate de soude cristallisé, 28 centigrammes.
2. Muriate de soude cristallisé, 9 centigrammes.
3. Sulfate de chaux, 8 centigrammes.
4. Carbonate de chaux, 8 centigrammes.
5. Il y a aussi des traces inappréciables de silice et de magnésie.

Le robinet de fer est placé à la partie moyenne du second bassin, et sert à l'alimenter.

II. *Source. La Romaine.*

Ses propriétés physiques et chimiques sont les mêmes que celles du précédent. Température, 34 à 36 degrés. Elle est située dans une niche à l'extrémité nord de la partie orientale du Bain Vieux.

III. *Grosse source.*

Absolument analogue aux précédentes pour les propriétés physiques et chimiques. Température, 39 à 42 degrés.

IV. *Source.*

Source du Bain Neuf, dite Savonneuse.

Phénomènes physiques et chimiques absolument semblables à ceux des précédentes, 40 centigrammes de résidu par litre; par conséquent un peu plus chargée que les premières. Température, 28 à 30 degrés. Elle est située à l'extrémité ouest du corridor du Bain Neuf.

V et VI. *Sources.*

Elles sont peu abondantes et n'ont pas de propriétés différentes de la précédente. Température, 24 à 25 degrés. Elles sont dans l'intérieur même de la salle du Bain Neuf.

VII. *Source. La Vache.*

Température, 23 degrés. Elle est peu abondante, et ressemble parfaitement à celles du bain doux pour ses propriétés physiques et chimiques : les bons effets que plusieurs baignans ont éprouvés de son usage, de préférence à celui des autres sources, paroîtroient indiquer qu'elle contient quelques principes actifs qui ont échappé à l'analise.

J'ai indiqué les variations que ces sources éprouvoient dans leur température. On vient de voir qu'elles contiennent peu de principes en dissolution, et qu'on doit les ranger dans la classe des eaux simplement thermales. Les cures qui s'opèrent par leur usage viennent donc principalement de leur chaleur, de ce principe éthéré volatil et du fluide électrique qu'y ont reconnu M. Nicolas et l'auteur du Dictionnaire hydrologique.

Présomptions sur la cause de la chaleur des eaux thermales (1).

Si c'est par leur chaleur principalement que les eaux thermales de Bains sont si efficaces dans un grand nombre de maladies, il seroit bien important d'en connoître la cause. Si l'art pouvoit imiter la nature, le bienfait de ce moyen médical pourroit s'étendre partout, et le malade ne seroit pas obligé de faire des voyages lointains, dispendieux, et quelquefois nuisibles. On a cherché à expliquer ce phénomène de plusieurs manières : les uns ont supposé un feu central ; cette hypothèse, qui n'est appuyée sur aucun fait, est rejetée depuis long-temps. On a eu recours à la fermentation des pyrites dans l'intérieur de la terre, et quelques faits paroissent appuyer cette supposition ; elle a été admise par beaucoup de monde ;

---

(1) *Voyez* Sénèque, Kepler, Système du monde.

d'autres ont eu recours à l'électricité terrestre. Les raisons apportées à l'appui de ces systèmes ne sont pas assez solides pour les faire admettre ; c'est aux sciences physico-chimiques qui, depuis un demi-siècle, ont fait des progrès si rapides, à résoudre ce grand problème. S'il étoit permis de raisonner par analogie dans un sujet qui ne paroît guère en admettre, je dirois que le corps entier de la terre est doué d'une espèce de vitalité, de vie végétative, comme l'appellent les physiologistes modernes ; je verrois des vaisseaux artériels nourrir ses vastes membres, fournir aux différentes sécrétions qui arrivent, soit à l'intérieur ou à la surface : les eaux thermales seroient un de ses produits. Cette transpiration terrestre, qu'on nomme évaporation, y auroit une explication facile. En effet, dans ce système on pourroit dire que, comme dans l'homme, elle suit les lois de l'excitement, que la chaleur particulière de la terre, évaluée par les physiciens exacts à dix degrés de Réaumur, l'entretient, que la présence du soleil sur l'horizon l'augmente. Alors si on suppose que, d'après l'opinion de Deluc, les vapeurs aqueuses se changent en air atmosphérique, ou que, d'après la chimie moderne, elles se dissolvent dans cet air et deviennent insensibles pour l'hygromètre, le raisonnement analogique donnera encore une explication facile de ce grand phénomène. On verra pourquoi la chimie, si fertile en moyens de décomposition, est si peu avancée dans

ceux

ceux de composition, qu'elle ne peut rendre même au corps qu'elle connoît le plus parfaitement, toutes ses propriétés natives; pourquoi elle ne peut pas plus faire une pierre qu'un os, quoiqu'elle connoisse bien les principes de l'un et de l'autre. On n'attribuera plus entièrement aux circonstances accessoires la supériorité que l'expérience accorde aux eaux thermales en général, sur les eaux ordinaires chauffées au même degré. On verra, sans étonnement, l'eau d'une fontaine donner aux végétaux qu'elle arrose, bien plus de force, une verdure bien plus vive que celle qui vient déjà de loin, et a perdu, dans sa marche, une grande partie de sa vitalité.

CHAPITRE VI.

Propriétés médicales des eaux thermales en général, et de celles de Bains en particulier.

L'homme éprouve journellement des modifications nouvelles; intérieurement les affections de l'âme, extérieurement tous les objets qui frappent les sens; la conformation plus ou moins parfaite des organes influent d'une manière positive sur la santé ou la maladie. Je commence ce chapitre par l'exposé de quelques principes, d'après lesquels la classification de mes idées sera plus précise et plus facile.

1°. Les parties solides des organes sont les seules sur lesquelles portent les maladies primitives.

2°. Les liquides ne sont affectés que secondairement, et par l'effet du désordre des premières.

3°. L'affection secondaire des liquides devient-elle même cause maladive par son action sur ses réservoirs?

4°. Il y a antagonisme d'action dans le même organe entre le système artériel ou exhalant, et le système veineux ou inhalant. Ce qui donne du ton à l'un affoiblit l'autre, et réciproquement.

5°. Il y a antagonisme d'action entre les organes des sens et ceux du mouvement volontaire.

6°. Entre le système gastrique dans son entier, et l'organe extérieur aussi dans son entier (1).

7°. Les causes internes ou externes agissant sur un organe peuvent, d'après la division qui en sera donnée plus bas, exciter, augmenter l'action du système artériel de cet organe, et dans ce cas elles diminuent l'action du système veineux, ou exciter l'action de ce dernier, et par suite diminuer celle du premier.

En résumé, ce qui augmente dans le même organe l'action du système artériel ou exhalant, diminue dans la même proportion celle du système veineux ou inhalant. Les excitans du système arté-

---

(1) L'organe gastrique comprend l'estomac, les intestins, le foie, le pancréas, la rate, l'œsophage, et même la bouche. L'extérieur comprend le cœur et tous ses vaisseaux, le poumon, la peau, les muscles des mouvemens volontaires, les organes génitaux et urinaires.

riel se nomment positifs, ceux du système veineux, négatifs.

8°. Les excitans positifs, appliqués sur la totalité ou sur une partie de l'organe extérieur, affoiblissent l'action artérielle sécrétoire et exhalante de l'organe gastrique, ainsi que de tout le système veineux et inhalant externe.

9°. Les excitans positifs, appliqués immédiatement sur une ou plusieurs parties de l'organe gastrique, excitent le système artériel exhalant et musculaire de cet organe, ainsi que le système veineux externe; affoiblissent, au contraire, l'action du système veineux et inhalant de ce même organe, ainsi que l'action artérielle et musculaire externe.

10°. Le même antagonisme d'action a lieu entre les organes des sens et les muscles volontaires. L'action des premiers est augmentée par les excitans négatifs, celle des seconds, au contraire, en est diminuée.

11°. Les excitans positifs sont, au physique, l'oxygène et tous les corps où il se trouve en abondance, les acides, les oxydes, les sels neutres, le calorique, la lumière, l'électricité, etc.; les négatifs sont, le froid, tous les corps combustibles, l'alcool, les éthers, le vin, l'opium, les huiles, les graisses en général, etc.

Au moral, toutes les passions qui produisent la gaieté, le plaisir, l'élévation de l'âme, en général, le contentement, sont excitans positifs.

Celles qui produisent la tristesse, l'ennui, l'envie, la crainte, un état de mal être avec soi-même, sont excitans négatifs.

12°. Lorsqu'un excitant positif ou négatif a agi sur une ou plusieurs parties de l'organisme, il y a réaction de leur part lorsqu'il a cessé d'agir : ainsi, lorsqu'on sort du bain chaud, on éprouve bientôt une sensation désagréable de froid ; les veines extérieures très-gonflées dans le bain, disparoissent, la peau pâlit, la respiration est gênée, si on n'a soin de prévenir tous ces inconvéniens par le mouvement, la boisson d'un peu de vin généreux, d'un bon bouillon, etc., le séjour dans un lit chaud, ou l'exposition à la chaleur atmosphérique. Ainsi, encore en sortant du bain frais dans une atmosphère tempérée, on éprouve bientôt une douce chaleur sur toute la surface du corps : la peau se rougit, les veines se gonflent, la sueur même commence à couler ; on se sent une vigueur nouvelle. Ainsi, au moral, l'amour, la colère, et toutes les passions portées à un très-haut degré de violence, sont bientôt suivies de l'indifférence ou de l'affection contraire, lorsqu'elles ont été satisfaites.

Tels sont les principes simples que j'ai pris pour guide dans mes idées, sur l'effet des eaux thermales ; tous sont le résultat de l'observation, et il n'est personne qui ne puisse les appuyer de son expérience. Le bain tempéré entier, produit un effet positif sur tout l'organe extérieur ; la peau rougit, la transpiration est augmentée ainsi que les urines ; les artères battent plus fortement, la respiration est plus grande, la face plus colorée, les veines sont gonflées, on se sent plus de force. Intérieurement il y a soif, sécheresse annoncée par celle de la bouche, un sentiment d'amertume et constipation. Le bain chaud, la douche, le bain de vapeurs augmentent tous ces phénomènes : l'eau prise intérieurement les diminue un peu ; mais portée promptement dans le torrent de la circulation par les vaisseaux lactés, elle sert d'aliment aux sécrétions extérieures (perspiration pulmonaire, cutanée, urines, etc.) ; son passage dans les glandes du système absorbant interne, donne un délayant aux fluides épaissis qui font la matière des obstructions mésentériques. L'action de tout l'organe hépatique est augmentée, la bile se sécrète plus abondamment, les vaisseaux reprennent leur ressort, le ton se rétablit, et ses fonctions se font d'une manière conforme à la santé : plus d'hémorroïdes, plus d'obstructions dans aucune de ses parties. Ce que je dis du foie et du mésentère doit s'entendre de toutes les parties contenues dans la cavité péritonéale, et appartenant au système gastrique.

Principe général.

L'usage de nos bains, bien administrés, guérit radicalement les affections du bas-ventre, connue sous le nom d'obstructions, et les accidens qui les accompagnent, tels qu'hémorroïdes, inappétence, foiblesse générale, jaunisse, fièvres intermittentes, et surtout quartes, qui, presque toujours, sont compliquées avec l'atonie du système absorbant gastrique; cet état, connu chez les jeunes filles sous le nom de pâles couleurs, ou chlorose, état que les suites, lorsqu'on le néglige, et les remèdes employés pour sa cure indiquent bien tenir au défaut d'excitement du même système; les engorgemens dits laiteux, existant dans la même cavité, et qui tiennent encore à la même cause. Il pallie avantageusement les affections du bas-ventre qui dépendent d'un état squirreux de quelque viscère, pourvu qu'il n'y ait pas douleur lancinante, tension, ou d'autres signes qui annoncent dans le squirre un travail interne funeste, que le bain ne feroit qu'augmenter. Il est très-utile dans les hémorroïdes fluentes, lorsque l'engorgement hépatique accidentel ou périodique a été détruit par les évacuans nécessaires : il rend du ton et de l'énergie à tout ce système. S'il ne guérit pas l'hypocondrisisme avec son nombreux cortège de maux, il le soulage au moins. L'hypocondriaque sent diminuer à Bains cette grande sensibilité de l'épigastre; un rayon d'espérance et de joie voltige quelquefois sur sa figure : il nous quitte ordinairement plus content de la nature et de lui-même.

La femme sensible y trouve aussi de grandes ressources contre ses nombreuses infirmités, contre ces affections connues sous le nom de maux de nerfs, de vapeurs; l'expérience confirme chaque jour leur efficacité dans ces maladies. Beaucoup de mères de famille, de femmes de tout âge y arrivent et ne s'en retournent jamais sans éprouver un mieux être sensible.

Une classe nombreuse de maladies, d'autant plus désagréables qu'elles sont douloureuses, est celle connue sous le nom général de rhumatisme; on le distingue en aigu et en chronique. Si les sudorifiques, dit l'illustre Pinel, ne lui conviennent pas lorsqu'il est aigu, il n'en est pas de même lorsqu'il est devenu chronique; la force médiatrice de la nature paroît alors tombée dans un état d'inertie dont il faut chercher à la tirer par des remèdes actifs appliqués à l'extérieur ou pris intérieurement; un des principaux, est la teinture volatile de gaïac, dont les bons effets, dans ce cas, sont constatés par un grand nombre d'expériences: combien l'action de ce remède, et d'autres analogues, n'est-elle pas augmentée par l'usage des bains! Les crises ordinaires de ces maladies se font par la peau, quelquefois par les urines, rarement par d'autres émonctoires. Si on a eu soin de détruire les complications, telles que certains embarras des viscères, action spécifique de quelque virus, surabondance de sang, etc., la cure se complète alors par l'usage des bains: si on n'en retire pas toujours les avantages que je dis, c'est que le baignant ne veut pas, ne peut pas même faire les exercices convenables assez long-temps ni assez assiduement. Pressé de regagner ses pénates, imbu de la fausse opinion, que plus le remède sera actif, plutôt la maladie cédera, il fait des exercices fatigans et trop multipliés, il violente la nature; la maladie reste, s'augmente même quelquefois. C'est, sans doute, ce désir de terminer, qui porte quelques baignans à abuser des établissemens thermaux plus actifs de Plombières, et a valu à ces eaux précieuses la réputation de guérir ou d'estropier. Il n'y a point de remède indifférent; les eaux thermales surtout ne méritent point ce reproche: mais chaque fois qu'elles seront mal administrées, elles ne guériront pas, elles pourront même augmenter le mal (1).

---

(1) Je me suis permis cette digression, pour combattre un préjugé nuisible à beaucoup de malades. On fréquente les bains sans autre guide que des principes généraux donnés par le médecin ordinaire, on suit exactement le bulletin qu'il a donné, et souvent l'inspecteur n'est appelé que pour des accidens faciles à éloigner par un changement léger dans la prescription. Il seroit à désirer qu'il ne donnât à ceux qu'il envoie aux eaux, qu'un bulletin exact et détaillé de leur maladie; instruits par lui, nous n'aurions d'autre tâche à remplir que celle de surveiller l'administration du remède, et de le faire concourir au traitement qu'il auroit adopté. Je remercie ici tous mes confrères qui ont bien voulu suivre cette marche pour les malades qu'ils nous ont envoyés, j'espère que les autres voudront bien aussi nous donner cette marque d'estime et de confiance; nous leur adresserons également un bulletin du traitement pendant le temps des eaux, et ce concours de moyens et cette bonne intelligence dans leur application, ne pourront que tourner au profit des malades et à l'avantage de la science.

Des eaux plus actives, telles que les sulfureuses, les ferrugineuses, etc., conviennent, sans doute mieux que les nôtres, dans certaines affections; mais souvent elles font une impression trop vive sur les nerfs, et il n'est pas donné à tout le monde de pouvoir les supporter sans accidens: celles de Bains, aidées des moyens pharmaceutiques convenables, guérissent sans inconvéniens. Dans les maladies cutanées, par exemple, où les fonctions de la perspiration sont toujours plus ou moins troublées, elles donnent du ton, de la souplesse à la peau, les fonctions se font mieux; elles sont le véhicule des autres remèdes; et si, comme il arrive quelquefois, les causes maladives ne peuvent être entièrement détruites, elles en pallient notablement les effets sans trouble et sans orage.

Nous avons vu des personnes avec de grandes cicatrices, accompagnées de douleur et de roideur, des ankyloses plus ou moins avancées, des paralysies récentes et même anciennes, venir chercher, avec succès, dans nos eaux la guérison plus ou moins complète de ces maladies.

Le catarrhe de la vessie, les douleurs de reins qui reconnoissent la même cause, ont toujours été soulagés, surtout lorsqu'on les marioit, pour l'usage intérieur, à celles de Contrexéville et de Bussang.

Enfin, différentes affections de l'organe génital chez les femmes, la leucorrhée ou flueurs blanches, des engorgemens même assez considérables, ont été entièrement guéris. Ces maladies, qui, sans doute, étoient une cause de stérilité chez plusieurs, étant détruites, elles sont devenues mères, et nos eaux ont acquis la réputation de guérir de la stérilité (1).

CHAPITRE VII.

Manière de prendre les eaux.

L'usage des eaux thermales est extérieur ou intérieur : à l'extérieur, on les emploie en bains, demi-bains, pédiluves, douches et étuves. Le bain consiste à se plonger dans l'eau tout le corps, excepté la tête, qui doit être bien couverte; on ne doit y descendre que peu à peu, d'abord les extrémités inférieures, ensuite le tronc: cette manœuvre est surtout nécessaire si le bain est bien chaud.

Dans le demi-bain, on plonge la moitié inférieure du corps. Le pédiluve n'admet que les jambes. La

---

(1) De là dans nos bassins certaines places marquées et reconnues plus particulièrement propres à opérer cette cure; leur réputation ne peut manquer d'augmenter à mesure qu'elles seront plus fréquentées. Si nous comparons le système externe de l'organisme humain à un végétal dont la fleur est l'organe générateur, (et pourquoi cette comparaison ne pourroit-elle pas se faire?) il est fort simple que l'usage des eaux thermales épanouisse cette fleur qui, par des circonstances maladives, étoit restée dans un état d'inertie.

douche consiste à pousser d'une manière non interrompue, avec plus ou moins de force et pendant un certain espace de temps, un certain volume de liquide contre une partie du corps. A Bains, et en général dans les établissemens d'eaux thermales, l'eau est poussée par sa propre pesanteur. Au-dessus du cabinet de douches est un réservoir percé au fond; cette ouverture communique à un tuyau, dont le diamètre peut varier depuis une ligne jusqu'à cinq à six; il peut même se terminer par un renflement percé de plusieurs petits trous qui versent à la fois le liquide sur un grand nombre de points, ce qu'on appelle douche en arrosoir; il peut verser l'eau verticalement, et forme alors la douche ordinaire; il peut être courbé dans sa longueur pour s'accommoder aux différentes positions des baignans, et verser le liquide de côté et même de bas en haut : de là les noms de douche latérale, ascendante, etc. La différence d'action de toutes ces manières de prendre la douche, dépend de la plus ou moins grande hauteur du réservoir et de la plus ou moins grande chaleur de l'eau.

L'usage de ce bain partiel peut avoir lieu avant ou après le bain général, et même au milieu; cette époque, ainsi que la hauteur de la douche, se détermine d'après la plus ou moins grande sensibilité du baignant. Cet exercice, qui est violent, doit être suivi de calme et d'un état agréable si on veut en tirer de l'avantage. Ainsi, une personne aura l'organe cutané assez peu sensible pour supporter de prime abord l'impression vive de la douche ; elle se douchera donc avant le bain, et viendra jouir dans celui-ci du calme délicieux qui suit un exercice violent et proportionné à ses forces. Un autre viendra d'abord se fortifier dans le bain pour se doucher ensuite, et s'y replongera de nouveau pour se reposer ; un troisième, enfin, ne douchera qu'après le bain, et viendra trouver le repos dans un lit bien chauffé.

L'étuve est encore une autre manière de prendre le bain : ici, l'eau est en état de vapeurs ; elles sont plus ou moins chaudes, selon le besoin. Les étuves de Bains sont un petit cabinet carré, bien voûté, échauffé par la vapeur d'un réservoir d'eau thermale, recouvert seulement de quelques planches que l'on peut ôter à volonté si on avoit dessein d'y plonger une ou plusieurs parties du corps : on y entre nu ; on y est droit ou assis sur une chaise disposée à cet effet ; on peut y rester depuis un quart d'heure jusqu'à une heure et plus : on y éprouve d'abord une certaine difficulté de respirer qui se dissipe promptement ; on a soin d'y porter un flacon contenant un peu de vinaigre aromatique, d'eau de Cologne, de Luce, etc. Il n'est pas toujours nécessaire de plonger le corps entier dans l'étuve, mais seulement une ou plusieurs parties ; on a donc disposé des cabinets propres à remplir ce dernier objet.

L'usage intérieur des eaux thermales consiste à

les boire. Toutes nos sources contenant les mêmes principes à peu de chose près, leurs eaux ne peuvent avoir de différence sensible que par leur chaleur; ici encore leur usage demande un tâtonnement : les plus chaudes conviennent mieux à certains estomacs, les moins chaudes à d'autres. Si après avoir essayé des premières, on s'aperçoit qu'elles occasionnent des sueurs trop abondantes avec fatigue et malaise général, il faut recourir aux moins chaudes, et réciproquement; si, au contraire, elles passent bien à l'estomac, si on est à son aise après les avoir bues, si les urines coulent, si les sueurs sont modérées, on les continue. Il y a des malades qui ne les digèrent pas seules, on les coupe alors avec quelqu'autre boisson convenable à leur état : on doit même renoncer entièrement à leur usage intérieur si, ce qui est très-rare, il fait mal de toute manière. Il y a des tempéramens particuliers qui s'irritent de quelques substances médicamenteuses et même nutritives; cet état se connoît sous le nom d'idiosynchrasie; une tisane, du petit lait, une eau minérale étrangère, sont alors plus convenables.

Quelle quantité d'eau doit-on boire, et à quelle époque?

Il n'est point non plus de quantité de boisson déterminée; elle se règle comme les exercices précédens : on commence par trois ou quatre verres ordinaires, on augmente successivement jusqu'à dix ou douze, et on peut trouver dans les nombres intermédiaires, toutes les modifications convenables aux différens cas.

L'heure de la boisson, comme celle du bain, est dans la matinée. Je blâme cependant les baignans trop matineux, qui vont quelquefois au bain avant que la digestion soit bien faite ; je les renvoie, pour juger leur conduite, aux sages conseils de Sanctorius (Aph. 1, Section V, du mouvement et du repos). « 1°. Dans un mouvement » violent, la transpiration insensible est moindre » que le matin, neuf ou dix heures après le sou» per ; 2°. dans un mouvement violent, il y a » deux évacuations : la transpiration insensible, » et la sueur ; mais ces évacuations contiennent » beaucoup de sucs crus, parce que la coction » de l'humeur perspirable est rarement aussi abon» dante que l'évacuation déterminée par cette » violence. »

Le bain, relativement à la transpiration, produit, jusqu'à certain point, l'effet d'un mouvement violent : pris avant la parfaite coction de l'humeur perspirable, il trouble donc les fonctions de l'économie, et continué ainsi, il finiroit par devenir plus nuisible qu'utile : souper à sept ou huit heures du soir, baigner à quatre ou cinq heures du matin au plutôt, est, d'après ces deux aphorismes, la règle a suivre par le baignant.

Faut-il boire avant ou pendant le bain?

On doit répondre à cette question comme aux précédentes. La plupart des baignans doivent se préparer au bain par quelques verres d'eau thermale, une promenade agréable à l'air pur et restaurant du matin, dans la société de quelques amis, dont la conversation douce et gaie épanouisse l'âme et remonte le moral au ton de la santé; d'autres n'ont pas besoin de cette précaution, et trouvent tout ce qui leur convient dans la salle du bain, et dans la gaieté décente qui y règne.

Combien de temps doit-on rester au bain, à la douche et à l'étuve?

Un bain d'une, deux ou trois heures suffit, quoique certaines circonstances particulières exigent qu'on y reste encore plus long-temps. La douche peut aller d'un demi-quart d'heure à une demi-heure, rarement plus. L'étuve, comme je l'ai déjà dit, est tellement tempérée à Bains, que j'ai vu des personnes y rester une heure et demie, et même plus (1): c'est le cas particulier qui doit toujours déterminer.

(1) Ce long séjour à l'étuve a souvent été suivi d'accidens,

Remarque générale. On doit faire attention au tempérament, à l'âge, à la maladie, à toutes les influences extérieures : un remède très-actif guérit sans doute, mais quelquefois il fait du mal : celui qui l'est moins guérit plus lentement, il est vrai, mais il va plus sûrement à son but. Loin de la médecine des eaux thermales ce génie perturbateur, si vivement poursuivi par nos médecins philosophes : la nature ne fait rien par bonds, et les crises qu'elle précipite sont souvent dangereuses.

Combien de temps doit-on continuer l'usage des eaux ?

On avoit fixé anciennement ce temps à vingt-un jours, ce qu'on appeloit une saison ; cet espace n'est point de rigueur : si la plupart des baignans se trouvent fatigués alors, cela peut venir de la violence relative de leurs exercices, et il leur faut du repos : quelques semaines, ou seulement quelques jours passés au sein d'une société agréable, redonnent de nouvelles forces pour les continuer. En général, il n'est point d'époque marquée pour cesser les bains, que la guérison de la

---

et je fixe le temps qu'on doit y rester, d'un demi-quart d'heure à une heure au plus.

maladie,

maladie, où un état de mieux être sensible chez ceux qui ne peuvent espérer davantage (1).

CHAPITRE VIII.

Moyens médicaux accessoires aux bains.

J'ai dit précédemment que les bains d'eau thermale favorisoient l'absorption gastrique, et c'est de là que j'ai conclu qu'ils étoient favorables dans les obstructions de ce système ; il en résulte nécessairement que les déjections alvines en sont diminuées, puisque les fonctions de l'organe exhalant et musculaire intestinal sont affoiblies dans la même proportion. Si ces effets devenoient trop intenses, ils détruiroient l'équilibre qui doit régner entre toutes les parties de l'organisme, et il y auroit maladie : certains baignans s'en aperçoivent de bonne heure ; cela arrive plus tard chez d'autres, et pas du tout chez des troisièmes. Ma conduite ici, comme dans toutes les circonstances maladives, se règle toujours sur le cas particulier.

---

(1) Les baignans peuvent rarement rester aux eaux jusqu'à parfaite guérison, leurs affaires domestiques les rappellent; et quelquefois ce n'est qu'après des semaines, et même des mois, que les crises surviennent; ce qui a établi l'opinion générale et vraie, que les bains travaillent encore long-temps après qu'on les a pris.

Loin de moi ces préceptes généraux qui astreignent tous les baignans à des pratiques dont ils ne peuvent se départir. Celui chez lequel les fonctions digestives ne se dérangent point pendant l'usage des eaux, n'a pas besoin de purgatifs ; à plus forte raison celui chez lequel elles s'améliorent. Je remédie à la constipation par l'usage de quelques grains de magnésie ou d'un autre laxatif, par des lavemens. J'emploie des purgatifs quand les symptômes annoncent que la nature sollicite des évacuations critiques par l'organe abdominal. Après quelques bains, il survient assez généralement une éruption semblable à la miliaire, qui s'étend plus ou moins sur le corps ; elle disparoît d'elle-même au bout de quelques jours ; et si quelquefois on a eu recours aux purgatifs pour la combattre, c'est qu'elle étoit compliquée de désordres gastriques, que le médecin éclairé sait reconnoître et dissiper avant de vouloir guérir la maladie éruptive.

On prétend savoir par expérience, que la boisson de l'eau thermale est nuisible aux dents : il est d'un usage général de mâcher un peu de pain après avoir bu ; cette pratique au moins ne fait pas de mal : je ne m'éleverai pas contre un usage que l'expérience a démontré être bon, quoique je ne connoisse pas la raison de ses effets. Deux moyens généraux qui peuvent augmenter l'action des bains, sont l'électricité proprement dite, et le galvanisme :

je pense que chaque établissement d'eaux thermales devroit les posséder ; l'expérience a fait connoître leur utilité dans la cure de plusieurs maladies ; il est probable qu'on en obtiendroit de bien plus grands résultats en les alliant à l'usage des eaux thermales : on les trouvera réunis à Bains, sous ma direction.

Entrer dans le détail des autres remèdes accessoires à l'usage des eaux thermales, ce seroit faire un traité de thérapeutique, que ne permet pas l'étendue de cet ouvrage ; c'est au médecin actuel à en prescrire et diriger l'emploi : et c'est ici, je le répète, que le médecin des eaux doit être instruit par le médecin ordinaire, de tout ce qui a été fait avant ; c'est cette instruction préalable que le malade ne peut jamais donner exactement, qui fait concourir tous nos efforts vers le même but, la guérison.

CHAPITRE IX.

Hygiène du Baignant.

Celui qui fréquente les bains ne doit pas en détruire les bons effets par sa conduite ; il faut donc qu'elle soit réglée de manière à concourir au même but : c'est l'usage modéré des six choses dites non naturelles qui doit compléter son traitement. D'après les principes précédens, le bain thermal est expansif ; le régime doit favoriser cette propriété, ou la circonscrire dans de justes bornes : et d'abord les affections de l'âme doivent inspirer la gaieté, le contentement. La distraction seule que produit le changement de domicile, d'occupations, de manière de vivre, de société, fait déjà beaucoup chez plusieurs ; les bains achèvent facilement une cure commencée sous de si heureux auspices. Si on apporte à Bains les inquiétudes de son état ; si on s'y occupe trop assiduement de soins de ménage, de famille ; si des passions tristes tourmentent le baignant, il ne pourra pas retirer de très-grands avantages des eaux ; il faut qu'il chasse la mélancolie jusqu'en ses derniers retranchemens par toutes les distractions que peuvent lui présenter la société et tous les objets qui l'environnent.

On doit se coucher de bonne heure et se lever matin ; on ne peut indiquer d'une manière positive la distance du souper au coucher : plusieurs personnes ont besoin de repos pour digérer, elles se couchent peu de temps après le souper ; d'autres, au contraire, demandent encore du mouvement pour que cette fonction soit faite. On reste au lit de 7 à 9 heures, c'est assez pour les cas ordinaires. La transpiration du matin doit avoir lieu avant le bain ; s'il en est autrement, tout l'organisme en souffre, le bain fatigue au lieu de restaurer.

Les momens de promenade sont le matin, un peu avant le bain, avant le dîner, et dans la soirée, lorsque le temps n'est ni trop froid, ni trop chaud, ni trop humide. Les environs de Bains présentent beaucoup de promenades champêtres agréables ; il y règne un air pur, et elles ne sont pas fatigantes. Beaucoup de baignans se promènent encore un instant après le souper ; c'est sur le grand bain que cette promenade a lieu : une joie plus vive et plus bruyante y préside ordinairement ; c'est elle qui prévient les accidens qui pourroient résulter du serein ; et je pense que sous cette présidence, la jeunesse et ceux qui en ont les goûts, peuvent y aller sans crainte.

A 9 ou 10 heures au plus tard, on va puiser de nouvelles forces dans les bras du sommeil. J'ai dit qu'à Bains, plusieurs maisons y étoient montées sur le ton des meilleures auberges : la sévérité de la médecine doit-elle tolérer cette profusion d'alimens sur nos tables ? Ceci fait l'objet d'une discussion journalière entre le malade et le médecin. Plusieurs de nos logeurs ne donnent pas la nourriture, mais tiennent seulement des cuisiniers qui apprêtent les alimens sous la direction du baignant : ces deux manières de se nourrir ne diffèrent entre elles, qu'en ce qu'on choisit (1) chez l'un tout préparé, ce que

(1) Je me sers du mot choisir, pour donner une idée de la manière de vivre du baignant, qui, sur une table de douze à seize mets, a la liberté d'en choisir deux, trois ou quatre à son gré, et d'après les vues médicales que présente sa maladie ; car on n'offre sur nos tables rien qui puisse nuire à l'effet des bains en général.

l'on fait préparer chez l'autre : des motifs indépendans du régime déterminent ici le choix. Dans ce procès, facile à terminer, j'en appelle de la gourmandise du baignant à sa sagesse.

FIN.

DUMINIL-LESUEUR, Imprimeur de la Société Médicale d'Émulation de Paris, rue de la Harpe, N°. 78.

www.ingramcontent.com/pod-product-compliance
Ingram Content Group UK Ltd.
Pitfield, Milton Keynes, MK11 3LW, UK
UKHW021108270726
13993UKWH00006B/1814